ESSAI

LES EAUX MINÉRALES

DES MONTS-BOUSSARD

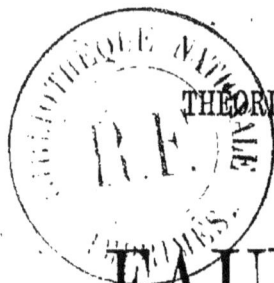

ESSAI

THÉORIQUE, EXPÉRIMENTAL ET DESCRIPTIF

SUR LES

EAUX MINÉRALES

DES MONTS-BOUSSARD

PRÈS SAINT-FLORENTIN (YONNE)

PAR

O. DEVOUGES

PROFESSEUR, MEMBRE DE LA SOCIÉTÉ D'INSTRUCTION POPULAIRE DE L'YONNE

« *Operâ prodesse multis.* »
CICÉRON.

SAINT-FLORENTIN
FERDINAND RICARD, LIBRAIRE
ET CHEZ TOUS LES LIBRAIRES DU DÉPARTEMENT
—
1872

A

M. H. SAINTE-CLAIRE DEVILLE

OFFICIER DE LA LÉGION-D'HONNEUR

PROFESSEUR AU COLLÉGE DE FRANCE, A LA FACULTÉ DES SCIENCES DE PARIS

ET A L'ÉCOLE NORMALE SUPÉRIEURE, ETC.

MEMBRE DE L'INSTITUT

Faible hommage de ma profonde gratitude pour sa bienveillance à mon égard.

O. DEVOUGES

PRÉFACE

Jeune et sans autorité, je viens soumettre au
jugement public le résumé d'études qui deman-
dent d'ordinaire toute la maturité de l'âge et de la
science : je veux parler de celles dont sont le sujet
les Eaux minérales.

Quoique, pour suppléer à cette insuffisance, j'aie
pris souci de ne rien avancer, — car, dans un
problème aussi complexe et aussi peu élucidé, il
m'a semblé n'être point superflu que chacun ap-
portât le tribut de ses idées, si modestes qu'elles
fussent, — de ne rien avancer, dis-je, que je n'aie

appuyé de citations et d'expériences corroboran-
tes, m'excusera-t-on de mon excès d'audace?

Je n'ose l'espérer.

Aussi éprouvé-je, au début de ces pages, le besoin d'implorer du lecteur son indulgence entière,
ne serait-ce qu'en considération des longs mois de
patientes recherches que m'a coûté ce travail, en
considération surtout de mon vif et constant désir
d'atteindre le noble but que me montrait cette ci-
céronienne et belle expression, épigraphe de cet
opuscule :

« Operâ prodesse multis, »

Être utile, pour traduire en peu de mots.

Châtillon-sur-Seine, 20 novembre 1871

ESSAI

LES EAUX MINÉRALES

DES MONTS-BOUSSARD

CHAPITRE PREMIER

UNE CRÉATION. — « CUIQUE SUUM! » — DESCRIPTION
TOPOGRAPHIQUE DES MONTS-BOUSSARD. — CE QUI EST.
— CE QUI DOIT ÊTRE.

I

Il y a quelque temps, je signalais dans un court article
auquel le journal *la Constitution* (de l'Yonne) avait bien
voulu donner l'hospitalité (1), l'utilité que me semblait
promettre, au point de vue de la santé publique, l'appropriation de sources existant à l'état latent, pour
ainsi dire, à la base de cette verte et fertile colline que
les Florentinois, mes compatriotes, connaissent sous le
nom de Monts-Boussard, — Broussard ou Brossard,
suivant quelques-uns.

Dans cet article, après m'être laissé aller à quelques
réflexions critiques, il est vrai, mais bien inoffensives,

(1) Numéro supplément du 18 août 1871.

quoi qu'on en ait dit, sur l'engouement des malades....
par genre, pour les sources minérales en vogue, au dé-
triment de celles qui, plus modestes en fait de réclames,
n'en sont pas moins parfois tout aussi curatives ; après
avoir donné quelques résultats des analyses chimiques
qui m'avaient amené à croire, de toute foi, à l'efficacité
de celles qui font le sujet de cet opuscule, je terminais
ainsi : « Avis soit donc aux personnes de tempéraments
« lymphatiques ou débiles! Qu'elles imitent nombre déjà
« de mes compatriotes qui, faisant usage de ces eaux
« bienfaitrices, n'ont qu'à se louer de leurs propriétés !

« Avis aussi aux hommes d'entreprises qui, désireux
« d'agir en vue du profit commun, et tant soit peu... du
« leur, voudraient donner aux sources des Monts-Bous-
« sard l'utile appropriation que présage leur étude ! —
« Situation propice, et par son exposition pleinement
« orientale, et par sa proximité d'une ville agréable ;
« promenades charmantes sur les bords de l'Armançon,
« du canal ; site ravissant, vu surtout des hauteurs couron-
« nées de bois verdoyants qui dominent le « sinus »
« agreste où sourdent les eaux sanitaires : tout est là, il
« ne s'agit que d'en tirer parti !

« Pour moi, qui n'en ai ni le temps ni les moyens,
« je me borne à ce simple appel, heureux si je puis ainsi
« être de quelque utilité à mon pays, et, plus encore,
« aux habitants de nos contrées qui n'ont point les res-
« sources nécessaires pour aller demander aux sources
« en vogue la santé qui leur fait défaut.

« C'est là, quant au reste, la seule récompense que
« j'ambitionne de mon travail ! »

— Cet appel a-t-il produit son fruit? Ou plutôt, n'a-t-il fait que venir en aide à l'initiative intelligente de quelques-uns de mes compatriotes, « hommes d'entreprises, » mais seulement « en vue du profit commun, » qui, sans reculer devant l'indifférence et le scepticisme habituels, trop souvent, hélas! à l'égard de toute innovation même utile, n'ont pas désespéré de mener à bonne fin une œuvre humanitaire? — Je ne sais. — Toujours est-il qu'en présence de l'affluence sans cesse croissante des habitants de Saint-Florentin, malades ou curieux, aux sources des Monts-Boussard; en présence des améliorations notables survenues dans la santé de plusieurs buveurs, de guérisons évidentes, dirai-je même, on s'émut, et chacun à son tour de réclamer à qui mieux mieux « l'établissement convenablement ménagé »…. qui fut commencé et prendra bientôt, espérons-le, par l'œuvre d'une juste réputation et du « *criterium* » d'un avenir prochain, l'importance qu'il mérite.—Tant d'autres se sont formés ainsi!

Je dirai plus loin, dans le cours de ce chapitre préliminaire, comment on en arriva à faire ce qui est aujourd'hui, si minime que cela soit encore; mais ici, je veux d'abord répondre à certaines insinuations, non point malveillantes, mais critiques, ce qui est bien permis.

Ce n'est point moi qui ai découvert les sources en question : qui est-ce? je l'ignore. De longue date, à en croire les « anciens » que j'ai consultés, on connaissait ce « trou » plein d'eau, caché derrière un buisson, et ces « sourdies » qui, été comme hiver, avant un drainage effectué, il y a une dizaine ou quinzaine d'années, dans les propriétés circonvoisines, détrempaient le sol au milieu duquel elles se faisaient jour, et, par les gelées, le recouvraient d'un blanc manteau de glace ; on remarquait ce limon qui rougissait et le sable qu'imprégnait l'eau comme une éponge, et la verdure du gazon ; de longtemps même, on avait, si je me fie aux ouï-dire, constaté l'efficacité des eaux des Monts-Boussard, et je ne serais pas éloigné d'admettre, comme on l'a avancé, que la Maladrerie (1) — qui, ainsi qu'il m'a été donné de le vérifier, renferme elle-même dans ses murs une source à peu près analogue à celles qui font le sujet de cet Essai, — n'ait dû à sa proximité de ces dernières son installation dans un endroit naturellement favorable aux traitements des lépreux dont elle devait être la demeure. Or, cette source de la Maladrerie paraît, à voir son mode de construction, d'un établissement contemporain de la fondation des bâtiments dont elle fait partie, et ceux-ci datent du XII⁰ siècle !...

II

Rendons donc à César ce qui appartient à César ! — Si j'ai quelque mérite en toute cette affaire, c'est celui, bien simple, d'avoir le premier fait l'étude un peu complète, dont aujourd'hui je livre à tous les humbles résultats. Et encore, je dois l'avouer, si j'ai pu m'adonner à ces recherches, c'est grâce à l'obligeance d'un florentinois bien connu, de M. V...., qui, faisant depuis un

(1) C'est à 5 ou 600 mètres environ de cette antique léproserie qu'on appelle la « Maladrerie » que sont situées les sources minérales en question.

certain temps, lui et sa famille, usage des eaux des Monts-Boussard, en lesquelles il lui avait semblé reconnaître quelque tonicité, a eu l'obligeance de me les signaler et de me conduire à leur source, un jour que, — m'occupant alors de l'hydrologie de Saint-Florentin et de la région environnante, — j'étais en exploration à ce sujet, et qu'il m'y rencontra par hasard — 'Ανάγκη! dirait V. Hugo. — Voyant là un utile complément des recherches dont je viens de parler, je me mis donc, ainsi que je l'avais déjà fait pour beaucoup d'autres, à soumettre le nouveau « sujet » à une analyse chimique tout élémentaire. Mais surpris, dans le cours de cette analyse, des propriétés inatten-dues que me décélaient les réactifs ordinaires et de leur connexité réelle avec ce dont j'avais entendu parler, je voulus aller plus loin, et alors, mettant à profit les tris-tes loisirs que me faisaient à cette époque l'invasion ennemie, puis ceux de mes vacances scolaires, utilisant les quelques relations que j'ai le bonheur et l'honneur de posséder dans le monde scientifique, je repris mes premiers essais en les complétant sur tous les points qu'il me fût possible d'aborder. — Il y eût encore sans doute, dans cette étude, bien des lacunes, bien des erreurs peut-être, car sans cesse il me fallait compter avec les circonstances physiques, toutes défavorables ; aussi, au-jourd'hui comme alors, souhaité-je voir mon travail contrôlé par un chimiste spécialiste.

Quoi qu'il en soit, que si la divulgation des résultats auxquels ont abouti plusieurs mois d'un labeur incessant a pu inspirer à un homme actif autant qu'intelligent, — j'ai nommé M. J. Auriol, — d'entreprendre la cons-truction qui maintenant, modeste encore, remplace les

broussailles couvrant naguère un terrain stérile, j'en
suis heureux et tiens à remercier ici M. Auriol, soucieux
de l'intérêt commun plus que du « qu'en dira-t-on? »
des petites villes, de n'avoir pas craint, sur mes simples
avis, de se mettre à la tête d'une innovation.

Il est vrai de le dire, je n'osais espérer même ce qui
est aujourd'hui, car... nul n'est prophète en son pays,
et, je l'avoue modestement, bien modestement, je n'ai
rien de ce qu'il faut pour être ou devenir jamais prophète! Aussi, n'est-ce que soutenu de l'approbation
de personnes éminemment compétentes, que je me
hasardai de compléter mes recherches primitives et de
faire de mon mieux pour les rendre à tous lucratives.

Cependant si des médecins, des chimistes, et des meil-
leurs, n'ont point dédaigné de me prodiguer et leurs
encouragements et leurs conseils, d'autres personnes
aussi ne m'ont point épargné leur censure,... dont je
les remercie, car grâce à elles, j'ai dû souvent, en faveur
de la véracité de ce que j'avançais, amonceler preuves
sur preuves que j'utiliserai aujourd'hui au profit de mes
lecteurs.

Mais, ceux-là qui blâmaient, n'avaient-ils en vue, en
agissant ainsi, que l'intérêt général? — Je veux en douter encore, et beaucoup, je pense, en douteraient avec
moi, si je leur rappelais, entr'autres, certain.... — Au
surplus, quelle nouveauté, fait ou idée, n'a pas eu ses dé-
tracteurs et ses incrédules, qu'elle vint d'inconnus ou de
célébrités? Dans ces dernières, j'en citerais mille exemples, s'il m'était permis, en l'occasion qui nous occupe, de
comparer de petites choses à de grandes, « *parva compo-
nere magnis,* » selon Virgile.

Aussi bien, du reste, sera-ce assez déjà qu'on veuille me pardonner d'avoir, dans ce qui précède, beaucoup parlé de moi-même : ce faisant j'aurais dû toujours offrir à ma mémoire ce précepte de je ne sais plus quel moraliste : « Le moi est haïssable. » — Que si j'ai quelque excuse de l'avoir oublié, c'est celle d'avoir voulu, à la fois juge et partie, et par cela même beaucoup en jeu, rendre à chacun à son bien — *cuique suum* — en toute loyauté.

Et maintenant, puisque ainsi est, en semblable matière, qu'il ne faut, pour le bien public, rien négliger de propice, voyons quelle est la situation topographique des sources que nous allons étudier, puis, ce qu'il en est de leur appropriation actuelle, ce qu'il en doit être, avec l'avenir, de leur notoriété.

III

S'il est, parmi les lieux privilégiés que dame nature s'est plu à combler de ses dons les plus divers, un coin de terre qui allie à la fois l'« *utile dulci* » du poète de Tibur — l'utile à l'agréable, — c'est assurément cet endroit charmant, ce « *sinus* agreste où sourdent les eaux sanitaires. »

N'est-ce pas, en effet, un spectacle ravissant que l'aspect de cette côte onduleuse, noyée dans les rayons d'un soleil printanier, toute verdoyante et animée de chants d'oiseaux, avec son chemin qui, sableux, la gravit sous la fraîche voûte d'un bois plein d'ombrage? — Suivons le chemin et montons avec lui au sommet du coteau : de là, quel panorama splendide !

Partout des fermes, des villages, émaillant de leurs toits bigarrés la plaine immense que sillonne, parmi les peupliers élancés et les saules inclinés, l'Armançon aux gracieuses sinuosités, tandis que vont, tranquilles au pied de la colline, le canal et ses lourds bateaux, et que passent, au delà de la rivière, rapides , avec leur long cortége de wagons, les locomotives au blanc panache.

Ici, tout à notre gauche, c'est Saint-Florentin, la gallo-romaine cité, l'antique Châteaudun, que baigne l'Armance avant de mêler ses eaux au cours inconstant de l'Armançon ; c'est sa vieille tour qui supporta naguère, en 1633 , les vaines attaques des armées impériales, puis, son église gothique et coquette, et son monastique prieuré, enfoui sous ces marronniers dont jadis chantait un être qui m'est cher :

« Hélas ! vieux marronniers, vos fleurs, votre feuillage,
Abritent désormais des sentiers délaissés ;
Promeneurs et passants dédaignent votre ombrage :
Du riant prieuré les beaux jours sont passés ! »

Là-bas, à gauche encore, voilà Neuvy sur sa montagne et les ruines de son temple qu'à brûlé la foudre ! Voilà Germigny et sa droite et longue route, bordée de platanes et de marronniers. Puis, à droite, le mont Saint-Sulpice qui semble contempler, assise à ses pieds, Crécy la riche et industrieuse ferme, et son beau pont que dernièrement, en des jours funèbres, faisaient sauter, sous les balles prussiennes, nos braves mobilisés volontaires. Devant nous enfin, par delà maints villages encore, et, tout à l'horizon, la vaste forêt aux chênes druidiques s'étend comme un rideau, et nous cache Pontigny et son abbaye célèbre, la seconde des « quatre filles de Cîteaux. »

Que dirai-je en outre? — Il faut voir pour admirer ce que la plume ne saurait décrire, l'air vif et pur, la plaine verte et grasse, le ciel profond et bleu. Dans un ouvrage destiné à la seule région florentinoise, qu'est-il besoin, du reste, de cette faible esquisse d'un tableau devant lequel tout lecteur a pu s'extasier cent fois?

Aussi m'arrêté-je, en rappelant toutefois combien enchanteresses et variées sont aussi les quatre voies qui conduisent de la ville aux sources: le sentier pittoresque du sommet de la colline ou les bords du canal avec leur longue perspective que borne la silhouette élancée de notre gracieuse église; les rives fleuries de l'Armançon, « *perrés* » — lisez digues — plantés d'odorants acacias et de hauts peupliers, ou le chemin qui, toujours sinueux et toujours changeant, propre et carrossable, va naturellement aux sources, après avoir offert à sa gauche, dans l'échancrure d'une palissade, une autre perspective du canal, plus belle encore que la première, et qui, formée de bassins étagés, coupée de ponts animés et d'écluses jaillissantes, va, dans un lointain horizon, se perdre droite et toute azurée des reflets célestes. Puis il continue, encaissé parmi les taillis et les buissons touffus, traversant et vignes généreuses et productifs jardins, noyers au sombre feuillage et pêchers aux fruits exquis et renommés, longe les murs rajeunis de la Maladrerie, ferme aujourd'hui, et arrive enfin aux Monts-Boussard après 13 ou 1400 mètres d'incessantes flexuosités.

C'est là, en face et derrière l'écluse dite de la Maladrerie, au centre d'une anse de la colline qui, abritée des vents du nord et ensoleillée la majeure partie du jour, présente l'une des meilleures expositions de la contrée, c'est là, dis-je, dans cette situation éminemment propice, que sourdent les eaux dont traitera cet Essai.

Recueillies par un système souterrain de tuyaux et de quatre récipients convenablement disposés, ces eaux se réunissent dans un cinquième réceptacle, d'où elles passent, par un tube de fonte, dans un profond réservoir — de clarification — situé à une dizaine de mètres du « trou » primitif et au centre d'un terrain triangulaire limité par trois chemins. C'est de ce réservoir complètement fermé et dont la partie supérieure, seule visible, forme une sorte de socle qui semble attendre quelque chose — une statue de la Santé, par exemple! — que l'eau jaillit, claire et limpide, par un orifice en fer forgé placé au niveau du sol, dans un petit bassin rectangulaire creusé plus bas encore, et d'où elle s'écoule aussitôt, à quatre mètres de là et par un drainage, dans un second réservoir à ciel ouvert.

Le bassin auquel des marches permettent de descendre est pour l'usage des buveurs, le second réservoir pour celui des jardiniers voisins : quant au trop plein de ces huit réceptacles, il va se perdre au loin, dans une tranchée. — Réservoir et bassin sont le centre d'un enclos carré fait de haies et de terrassements protecteurs, planté de beaux tilleuls, entouré de bancs, et qui bientôt, espérons-le, entourera un charmant chalet, abritant et buveurs et fontaine.

C'est le 20 septembre de cette année qu'était obtenue

de M. l'ingénieur des ponts et chaussées la permission
d'amener les eaux à l'endroit où elles sont aujourd'hui,
dans un terrain qui, vague et inutile à l'administration
du canal à laquelle il appartenait, fut depuis concédé
à la ville de Saint-Florentin. Ce jour même commen-
çaient les travaux, et bientôt, grâce à la générosité
publique et à l'obligeance de M. le maire qui, ami
déclaré de tout progrès utile, voulut bien aider, autant
que le lui permettait l'état précaire de la ville, aux premières constructions, grâce à la bonne volonté de
M. le maire d'Avrolles, qui donna toutes permissions
d'opérer sur le territoire de sa commune, — car, j'aurais dû le dire, c'est sur ce territoire que sont situés
les Monts-Boussard ; — grâce enfin à l'activité de
M. Auriol, déjà nommé, et de plusieurs personnes dé-
sireuses de coopérer à l'entreprise, bientôt tout fut
achevé, et le 10 octobre voyait l'eau remplir les bassins.

« *Urbes aquæ condunt,* » écrivit jadis Pline le natura-
liste : les eaux fondent les villes. C'est dire quels avantages notre petite ville fort commerçante déjà, fort
fréquentée, centre d'une région riche et fertile, et, par
cela, pourvue de toutes ressources, peut trouver dans
la réputation des eaux des Monts-Boussard, alors surtout que le chemin de fer projeté entre elle-même et
Troyes augmentera encore ses nombreuses voies de
communication !

Et, — considération plus élevée, — quels avantages
encore, mais intellectuels, ceux-là, pour sa population
si naturellement portée aux grandes et nobles idées, aux
mœurs si sociables et si franches, — affaire de nature

géologique suivant M . M..... (1) — que ceux d'un frotte-
ment journalier à d'autres idées, à d'autres mœurs inconnues jusqu'alors et importées par l'élément étranger.

Aussi bien désormais, aux intéressés d'achever l'œuvre ébauchée : après les efforts du simple citoyen, ceux
des municipalités, comme après les études du timide
chercheur, la consécration de la véritable science!

Aux intéressés donc de ne point laisser dans un aban-
don nuisible et à l'humanité et à leur propre profit, la
nouvelle « fontaine de Jouvence, » — selon l'appellation
florentinoise, — sans oublier cependant qu'un don de la
nature doit être chose publique, un bien accessible à
tous, au pauvre comme au riche. — Et s'il est ainsi
quelque jour, je me réjouirai alors d'avoir été, dans
mes faibles moyens, l'un des devoués initiateurs au
culte de la « bienfaisante naïade » à qui récemment
un de mes compatriotes, inspiré... et connu, malgré
son anonyme, adressait', écrit sur la blanche pierre
de la fontaine, un hymne enthousiaste de vive recon-
naissance !

(1) Ceci n'est pas une utopie. Il est certain, en effet, comme on
l'a dit récemment au congrès scientifique d'Édimbourg (voir à ce
sujet la *Revue scientifique* du 23 septembre dernier), que nombre
de maladies particulières aux habitants d'une même région, —
l'anémie, le goître, le scrofule, par exemple, si communs dans
quelques districts, — ont une relation évidente avec la constitution
géologique du sol. Or, l'influence de l'état morbide du corps sur
celui, intellectuel et moral de l'âme, est-il non moins probable? et
sera-t il étonnant, dès lors, qu'un terrain ferrugineux comme le nôtre,
et propre à eurichir le sang des êtres qu'il nourrit, ait une action
favorable sur les prédispositions de leur caractère? — A qui de
droit de résoudre la question. Pour moi, je ne fais que rapporter ici
ce que, un jour, me disait à ce propos, un Florentinois, aujourd'hui
l'un des membres les plus actifs du conseil municipal d'Auxerre.

CHAPITRE II

ÉTUDE TOPOGRAPHIQUE ET HYDRO-GÉOLOGIQUE DE LA
RÉGION DES MONTS-BOUSSARD. — EXPOSITION THÉORIQUE
DE LA PROVENANCE ET DE LA COMPOSITION CHIMIQUE
DES EAUX DE CETTE RÉGION.

I

Les Monts-Boussard ne sont, à proprement parler,
qu'un ensemble de petites collines de peu d'étendue
et de peu de hauteur (1), et qui, s'étendant dans la
direction du N.-N.-E. au S.-S.-O. à partir de Saint-
Florentin, sont la limite, rive droite, de la vallée de
l'Armançon. Présentant à leur sommet le vaste plateau
sur lequel est situé le village d'Avrolles, ces monts forment pour ainsi dire, l'assise, le piédestal des collines
plus importantes (2), qui, descendant dans la même
direction, en passant au N.-N.-O. de Saint-Florentin,
se terminent au promontoire du Mont-Avrollo ; à leurs
pieds, c'est la vallée décrite précédemment, et que dominent collines et plateau, immense amphithéâtre exposé
à l'Est, et dont les degrés se raccordent par de douces
et insensibles pentes.

(1) L'altitude de la vallée de l'Armançon étant de 104m, celle de
ces collines est de 140m, soit donc pour ces dernières une hauteur
de 36m.

(2) Altitude : 194m.

Les terrains qui composent cet ensemble sont —
à part le sol de la vallée, formé d'alluvions, — compris
entre les argiles à grandes exogyres, supérieures à
l'étage néocomien, et la craie moyenne. Les Monts-
Boussard, placés entre ces deux limites, appartiennent
donc à l'étage des sables verts. — Ce dernier, en effet,
— d'après M. Raulin, sur l'autorité de qui on me permettra de me reposer, — « forme (dans le département,)
« des collines en avant de la terrasse du Sénonais et
« une partie de la Puisage. Il présente, à la base, dans
« la partie orientale jusqu'un peu au delà de l'Yonne,
« l'argile à grandes exogyres. Au-dessus vient une
« grande assise sableuse qui possède deux *facies* bien
« distincts. Dans la partie N.-E. jusqu'à l'Yonne et
« au Serain, ce sont des sables gris-jaunâtre ou ver-
« dâtre, verts à la partie inférieure où ils renferment
« des couches d'argile grise et quelques bancs de
« grès..., etc. (1). »

Cette description géologique, c'est celle tout entière
des Monts-Boussard, et, si nous voulons avoir à leur sujet
encore des détails plus particuliers, nous les trouverons dans le même auteur, ainsi : « La tranchée de
« rectification de la route de Sens à Tonnerre, le long
« de Saint-Florentin, montra dans une sablière, sur
« plus de 10 mètres d'épaisseur, des sables vert-jau-
« nâtre, assez purs, avec quelques lits irréguliers de
« grès grossier de même couleur; *il y a des géodes*
« *ferrugineuses et même quelques nodules pyriteux*.....

(1) *Statistique géologique du département de l'Yonne,* par
M. V. Raulin, professeur à la Faculté des sciences de Bordeaux,
page 144.

« — Les sables se continuent *avec les mêmes caractères*
« au S.-O. de la ville, dans le côteau qui borde la plaine
« de l'Armançon (1). » J'ajouterai, pour ma part, qu'un
sondage nécessité par mes recherches et dont j'aurai
à parler en son lieu, m'a laissé constater cette similitude
de constitution géologique et la présence des corps
précités.

Donc, c'est un point établi : sables, grés et argiles,
ce sont là les matières qui composent les Monts-Boussard, et, de plus, ces matières renferment des principes
sulfo-ferrugineux. — Ces principes, nous les trouverions
de nouveau, si nous analysions à son tour la masse
crayeuse des collines supérieures ; mais, comme ils ne
peuvent y être que d'une importance très-secondaire eu
égard à leur minime proportion comparée à celle
des matières dans lesquelles ils sont englobés, nous
ne nous en occuperons pas davantage. Disons seulement en peu de mots que, assises sur des marnes
gris-verdâtre, les collines en question présentent au-
dessus une craie marneuse, friable, grisâtre (craie inférieure), puis, à leur bord supérieur, la craie moyenne.

Or, ces prémisses esquissées, à quels corollaires hydro-
logiques peuvent-elles nous conduire ? — C'est ce qu'il
nous faut examiner désormais, et, pour cela, nous devons considérer d'abord comment naissent les sources,
et dans quelles circonstances leur rendement peut-être
suffisant.

C'est toujours à M. Raulin que nous demanderons
de nous éclairer : « Lorsque, dit-il, le sol est formé
« de couches ou d'assises régulières alternatives, les

(I) *Id.* p. 454.

« unes perméables, calcaires ou *sableuses*, et les autres
« imperméables, *argileuses*, le sol alors se trouve dans
« de bonnes conditions pour avoir des sources considéra-
« bles et permanentes. En effet, les eaux descendent de
« la surface du sol, soit lentement en filtrant au travers
« des calcaires poreux, des *sables* et des dépôts caillou-
« teux, soit assez rapidement par les fentes des roches
« compactes dures. Elles arrivent ainsi sur les couches
« imperméables qui les retiennent et occasionnent de
« véritables nappes plus au moins abondantes qui ont
« une tendance à s'extravaser au dehors par toutes les
« voies qui s'offrent à elles (1). »

L'étude topographique et géologique que nous
avons faite précédemment, démontre assez que les Monts-
Boussard présentent dans leur disposition extérieure et
intérieure les conditions ci-dessus relatées. — Le sol
perméable du plateau supérieur permet l'infiltration
des eaux pluviales, dont s'imbibent les matières sableuses
du corps même de la colline, et, que réunissent à leur
surface et rejètent au dehors les argiles inférieures
imperméables.

A ces eaux, nous pouvons encore — en admettant de la
part du savant professeur de la faculté des sciences de
Bordeaux une hypothèse non point seulement spécieuse,
mais fort probable si l'on considère, entr'autres choses,
la nature géologique de la partie haute des Monts-
Boussard, — nous pouvons encore, dis-je, ajouter celles
dont le second étage de collines a déjà fait des sources.
Nous trouvons en effet à l'article concernant Saint-

(1) *Eléments de géologie.*

Florentin de l'*Index géologique* qui termine le remarquable ouvrage de M. Raulin, ce qui suit :

« Plusieurs sources le long de la base de la colline
« crayeuse, indiquent la limite de la craie et du grès
« vert. D'autres sources existent encore à la base de la
« falaise ou du talus de grès vert ; *peut-être doivent-*
« *elles leur existence aux infiltrations des sources supérieures*
« *à travers les sables.* »

Or, nombreuses et abondantes sont ces « sources
supérieures, » je ne dis point à Saint Florentin même
qui demande trop souvent en vain, hélas! à quelques-
unes d'entr'elles, d'alimenter sa monumentale (!) fontaine, mais au plateau d'Avrolles, tout au moins. — Les
sources intarissables de *la Côte, du Chemin, du Château,
de Sainte Béate,* les puits intarissables aussi d'Avrolles
et de Frévault en font foi.

Les raisons d'être ne manquent donc pas en l'objet de
cette exposition, et sans se faire passer pour un hydroscope
du talent de l'abbé Paramelle ou de son émule, l'abbé
Richard, il n'est point difficile de prédire à la base
argileuse de notre « amphithéâtre » la présence d'une
large et puissante zône de sables aqueux,... à supposer
qu'elle n'ait pris soin de se dénoncer elle-même en
maints endroits, tous placés, ou à peu près, sur une
même ligne horizontale, et cela, d'un bout à l'autre
de la colline, des carrières de Frécambault et au delà,
jusqu'aux Martineaux.

Cette zône appartient-elle au cinquième des sept
grands niveaux d'eau intérieurs principaux qu'a re-
connus M. Raulin dans le département de l'Yonne (1)?

_____

(1) *Statistique géologique,* p. 123 et 127.

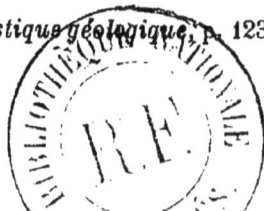

— Je ne l'affirmerais pas; mais, toujours est-il qu'elle forme un inépuisable réservoir, — si juste est ce mot, — auquel doivent naissance les sources du *Moulin Poulet*, *des Monts-Boussard*, *de la Maladrerie*, puis plus près de la ville, et en en omettant beaucoup situées dans des propriétés particulières, celles *du Vieux-Moulin*, *du puits Landrecies*, etc., et enfin, ça et là, *la fontaine des Pierres,* — qui, elle aussi, mériterait une étude spéciale — *et les sourdies des Martineaux*. Chose à noter : les eaux ainsi amenées à la surface du sol ont toutes une composition chimique identique, mais moins riche cependant en principes médicamenteux que celles qui font le sujet de cet Essai et que nous étudierons spécialement en leur lieu.

II

D'où proviennent ces principes? — Quoique la question soit fort délicate à cause de son essence toute spéculative parfois, je vais essayer d'en tracer un léger aperçu; mais cela, le plus brièvement qu'il me sera possible, afin de ne point fatiguer l'attention du lecteur, peu initié aux abstractions des théories chimiques.

Pour ce, il est un moyen élémentaire : c'est de chercher d'abord quelles sont, dans les divers terrains que nous avons relatés, les matières qui, subissant l'action soit de l'air, soit de l'eau, soit de tout autre agent de dissociation, — la chaleur centrale ou solaire, par exemple, — peuvent concourir à la composition des eaux qui les traversent. Si nous acceptons avec le docte géologue de Bordeaux, que les sources du plateau d'Avrolles, s'infiltrant à travers les sables, se joignent aux eaux pluviales recueillies par le plateau lui-même, — et j'ai pu juger par l'analyse des eaux des nombreuses sources citées plus haut de la pseudo-nécessité de cette adjonction, — si nous acceptons, dis-je, cette supposition, il nous faut donc voir d'abord quelles sont, dans les collines marno-crayeuses supérieures, ces matières dont je viens de parler.

Or la craie, c'est, on le sait, du carbonate de chaux, mais, bien loin d'être pur, celui-ci est ordinairement mêlé de carbonates de magnésie, de fer, de manganèse, puis d'argile alcaline formée elle-même de silicate d'alumine additionné de potasse, de soude, de magnésie, etc., et enfin, de phosphate de chaux (Wœhler). Quant aux marnes, mélanges d'argile et de craie, elles ne font que reproduire les éléments des composés précédents ; elles n'auraient donc d'intérêt particulier, si elles n'offraient parfois des strates accidentelles d'argiles salifères, accompagnées de sulfate de chaux (1), de soude, et contenant, avec des chlorures de calcium et de magnésium, une proportion notable de chlorure de sodium. N'oublions point, d'autre part, — quoique nous n'ayons pas ici à nous en occuper, — les géodes et nodules déjà notés, enfin les matières organiques dues à la décomposition de substances végétales et animales, et nous aurons ainsi toutes les parties

(1) « Il est des cristaux (de gypse) qui ont pris naissance par une « action électro-chimique exercée au sein des marnes et argiles, « de la part des pyrites sur les parties calcaires que ces roches « renferment. » A. LEYMERIE, *Cours de Minéralogie*, 2ᵉ partie p. 67.

intégrantes principales de la synthèse que nous voulons établir.

Parmi ces principes, si plusieurs comme la potasse, la soude, la magnésie même, comme les chlorures et sulfates des strates accidentelles, sont solubles plus ou moins dans l'eau, d'autres, les carbonates non alcalins par exemple, y sont complétement insolubles, et, à moins de supposer l'entraînement de ces derniers à un état de ténuité extrême, — ce qui cependant advient parfois aussi, — on aurait lieu de s'étonner de leur présence dans des eaux qui n'auraient pu autrement se les approprier.

Mais, telles sont les lois merveilleuses de la nature que rien, dans notre monde, ne fait défaut de ce qui peut assurer à la fois et le parfait équilibre des forces créatives et destructives qui le régissent, et, par suite, l'incessant entretien de la matière primordiale. — En cette occasion-ci, nous avons de cette réalité une remarquable confirmation.

L'air contient toujours une certaine proportion d'acide carbonique : 4 à 6/10000 en poids, 2 à 3/10000 en volume, et, pour qui sait évaluer les immenses torrents de ce gaz exhalés par les plantes et les êtres animés, produits et par les combustions et fermentations de toutes sortes, et par les décompositions des matières organiques, il peut sembler extraordinaire de ne le voir contenu qu'en si petite quantité, — relativement, — dans notre atmosphère. — C'est que les plantes sont là, qui, après avoir, pendant la nuit, respiré de même que les animaux, c'est-à-dire, inhalé de l'oxygène et exhalé de l'acide carbonique, restituent, le jour venu, et sous

l'influence des rayons solaires, ce même oxygène à l'air,
en s'assimilant simultanément une plus grande dose
d'acide qu'elles n'en avaient antérieurement exhalé;
c'est que les eaux pluviales sont là, qui, elles aussi, s'as
similent le gaz surabondant (1) et jouissent ensuite de
propriétés dissolvantes plus actives et qu'utilise la nature au profit de cet entretien de la matière, dont j'ai
parlé.

En effet, c'est à la faveur d'un excès d'acide carbonique, condensé et accru encore au sein du sol, que
deviennent solubles et les carbonates de chaux, de magnésie, de fer, etc., qui se changent en bicarbonates, et le
phosphate de chaux dont l'acide phosphorique déplacé
se porte sur d'autres corps, et même la silice du silicate
d'alumine (Ebelmen). Ce dernier, lui, subit en outre |les
réactions que déterminent soit le sulfate de chaux des
strates spécifiées plus haut, soit le sulfate de fer des
pyrites oxydées, — comme on le verra plus loin, —
et se trouve converti en sulfate d'alumine, fort soluble,
en même temps que devient soluble aussi, en s'hydra-
tant, une partie de la silice qui n'a pu servir à former,
par échange de bases et d'acides entre les corps en
présence, des silicates de chaux et de fer, insolubles.

C'est par des réactions analogues, et toutes également
complexes, que s'enrichissent les eaux minérales de
leurs différents principes constituants : carbonates, sulfates, phosphates, silicates, chlorures, sulfures..., des
bases susnommées. On voit donc déjà, ou à peu près,
ce que *peuvent* contenir, — je ne dis pas ce que *con-*

(1) Ces eaux contiennent d'ordinaire 2, 4 pour 100, en volume,
d'acide carbonique.

tiennent, car il serait presque impossible qu'une même eau renfermât tant de sels à la fois (1), — ce que peuvent contenir les eaux du plateau d'Avrolles.

Que deviendront-elles maintenant, après avoir traversé, en même temps que les eaux pluviales absorbées directement, les couches sableuses ou argileuses parfois du « *green-sand* » des monts-Boussard ? — Pour résoudre cette seconde partie du problème posé, nous suivrons de nouveau la méthode qui nous a guidés jusqu'ici, après qu'on m'aura permis toutefois de répéter avec M. Raulin, que, les collines que nous allons étudier présentent dans leur constitution géologique « des sables vert-jaunâ-
« tre, assez purs, avec quelques lits irréguliers de grès
« grossier de même couleur et qu'il y a, — épars dans
« leur masse, — des géodes ferrugineuses et même
« quelques nodules pyriteux. »

Ces grès et ces sables, — car ceux-ci ne sont que le résultat de la disgrégation des premiers par les agents atmosphériques, — sont composés de quartz, c'est-à-dire, de silice pure, mélangé de chlorite (2) et de limonite, — d'où leur couleur vert-jaunâtre — parfois aussi de mica. Nous y trouverons donc à la fois, (indépendamment de la silice du quartz), du sesquioxyde de fer, de l'alu-

(1) « Les substances qui existent en dissolution dans les eaux mi-
« nérales sont très-nombreuses; mais il est à remarquer que la
« même eau n'en contient jamais plus de 7 à 8, et encore dans des
« proportions toujours très-limitées. » J. GIRARDIN, *Leçons élémentaires de chimie.* T. 1er, p. 87.

(2) Suivant Brongniart, ce ne serait point la chlorite, mais la *glauconie,* qui donnerait aux grès de l'étage qui nous occupe leur teinte caractéristique. Mais la composition de l'une ou de l'autre de ces matières ayant une très-grande analogie, le fait est ici de peu d'importance.

mine, de la chaux, de la magnésie, de la potasse, de la soude, puis du manganèse, et, peut-être, de la lithine du phosphore, du fluor, de l'arsenic..., les uns à l'état de sels, les autres libres, et qui, dissous et par les eaux des sources supérieures et par les eaux pluviales chargées d'acide carbonique, enrichiront encore l'addition de ces dernières.

Que si parfois il se rencontre, au milieu de la masse sableuse, quelques lits argileux, ce sera encore, nous le savons déjà, un nouvel appoint de silice, d'alumine, de chaux, de magnésie, etc. — Mais ici, aux Monts-Boussard, le caractère particulier, celui qui déterminera la spécification des eaux qui s'y seront infiltrées, c'est, à mon avis, outre la présence de la limonite (hydrate de sesquioxyde de fer) que l'analyse chimique m'a démontré exister au poids de 13 grammes environ par kilogramme de sable, celle des géodes ferrugineuses et des nodules pyriteux.

Les géodes ne sont autre chose qu'une forme plus agglomérée de la limonite, mais les nodules — composés de *sperkise* ou sulfure de fer blanc, — ont une double importance, par cela même que double est leur nature. En effet, la sperkise soumise pendant quelque temps à l'action de l'air humide, est particulièrement sujette à se transformer en sulfate de fer soluble qui, échangeant ses éléments pour ceux des carbonates au contact desquels il se trouve, sulfatise ceux-ci, si je puis m'exprimer ainsi, en même temps qu'il leur prend leur acide carbonique et devient carbonate de fer, bientôt converti en bicarbonate par l'acide carbonique des eaux pluviales : à cet état, le voilà soluble de nouveau, et, *ipso facto*, dissous par les eaux. Quant aux sulfates occasionnés par notre sperkise primitive, et qui viennent s'ajouter à ceux de chaux, de magnèsie, antérieurement formés, sont-ils en présence de matières organiques? — et il en est toujours à la surface du sol, nous l'avons vu, — autre réaction. Celles-ci renferment de l'hydrogène : ce gaz intervenant, que produit-il? des sulfures solubles et desquels l'acide carbonique, le *Deus ex machinâ* de ces imbroglios de la nature, dégage, en les dissociant, de l'acide sulfhydrique : de là des propriétés sulfureuses pour les eaux au sein desquelles s'accomplissent ces transformations successives, et ce, *accidentellement*, puisque celles-ci dépendent de la présence première des substances organiques. — Tout ceci, bien entendu, peut se dire de même des sulfates de chaux, de soude, préexistants dans la nature des roches soumises à l'action dissolvante des eaux.

Des matières végétales désorganisées dérivent encore des acides crénique, apocrénique, et autres, qui forment en particulier des crénates et apocrénates de fer. Si immense, au reste, est le champ de ces réactions mutuelles, de ces luttes, pour mieux dire, sans cesse renaissantes entre les éléments des corps mis ainsi en présence, que c'est abuser du lecteur que de vouloir le lui faire parcourir en entier, tout intéressante cependant que puisse être cette pérégrination dans le domaine de la chimie. Aussi m'arrêté-je, non toutefois sans constater que l'analyse chimique des eaux de la région des Monts-Boussard confirme l'exposition théorique qui précéde, y compris l'hypothèse de l'adjonction des sources des collines supérieures à celles des collines inférieures, cela eu égard à la prépondérance de la proportion de certains sels, de ceux de magnésie, par exemple, que les sables *seuls* ne me sembleraient pas pouvoir fournir en quantité équivalente à celle qu'il m'a été donné d'apprécier.

En résumé, nous rencontrons dans toutes ces eaux une plus ou moins grande abondance de principes *ferrugineux*, en premier lieu, puis *magnésiens*, calcaires alcalins, etc., des acides carbonique, chlorhydrique, sulfurique, silicique, etc., enfin des traces sensibles *d'acide sulfydrique*. Là comme partout, le « *grand dissolvant de la nature* » comme, au moyen-âge, aurait dit un alchimiste, obéit donc au rôle qui lui est assigné au milieu des rouages mystérieux encore de notre terrestre machine!

CHAPITRE III

ÉTUDE PARTICULIÈRE DES EAUX DES MONTS-BOUSSARD. —
LEUR ABONDANCE. — LEURS PROPRIÉTÉS ORGANOLEP-
TIQUES, PHYSIQUES ET CHIMIQUES.

I

Si l'on a bien compris l'étude théorique qu'on vient de lire, nous pouvons maintenant aborder, en connaissance de cause, celle, tout expérimentale, qui concerne plus spécialement les sources des Monts-Boussard, objet de cet Essai. C'est donc ce que nous allons entreprendre après avoir, pour repères, posé deux jalons indicateurs de notre route, je veux dire, deux définitions.

Cette fois, si ce n'est M. Raulin, c'est du moins un de ses collègues, M. A. Leymerie, professeur à la Faculté des sciences de Toulouse, qui va nous instruire :

Eaux ferrugineuses. — « Les eaux qui appartiennent « à cette catégorie, la plupart froides, ont, dit M. Ley- « merie, une saveur ferrugineuse plus ou moins « prononcée, et laissent déposer en coulant une ma- « tière ocracée qui aide à la faire reconnaître. Elles « renferment, d'abord du carbonate ou du crénate de « fer, et ensuite du carbonate de soude et de chaux « et de chlorure de sodium; certaines laissent, en « outre, dégager de l'acide carbonique libre. »

« Outre les sources carbonatées et crénatées, il en « est beaucoup d'autres dont les propriétés sont dues à

«des pyrites décomposées et qui contiennent des
« sulfates de fer et d'alumine : *celles-ci sont loin d'être*
« *aussi salutaires que les précédentes*; aussi sont-elles
« très-peu employées (1). »

Eaux sulfureuses. — « Ces eaux se laissent facilement
« distinguer à leur saveur et leur odeur, qui rap-
« pellent celles des œufs couvés. Elles noircissent une
« pièce d'argent que l'on y plonge et exercent sur
« l'économie animale une action prononcée. »

« Il y a des eaux sulfureuses qui doivent leur nais-
« sance à *des réactions qui se sont exercées près de la surface*
« *du sol, entre des sulfates et des matières organiques,*
« comme les eaux d'Enghien.... Celles-ci sont généra-
« lement désignées par le nom *d'accidentelles.* Elles
« sont généralement froides (2). »

Il n'est besoin, je crois, d'insister sur l'application,
en cette occasion-ci, de ces énoncés, car les prolégo-
mènes du chapitre précédent doivent suffire pour faire
comprendre que ce ne sont pas des eaux *sulfatées* que
nous pouvons trouver dans la région décrite, mais, à
cause même des réactions indiquées en dernier lieu,
des eaux répondant à la fois et à la première partie de
l'une et à l'autre tout entière de ces définitions.

Ces sortes d'eaux, d'ailleurs, ne sont point rares dans
notre département ; plusieurs même, telles que celles
des *Chaillous* (près de Sommecaire), des *Echarlis*(Ville-
franche), de *Neuilly, Appoigny, Pourrain, Toucy,* etc.,
ont joui naguère de quelque réputation locale. Quant
à celles, inconnues encore, des Monts-Boussard, on

(1) A. LEYMERIE. *Cours de Minéralogie,* 2me partie. p. 51.
(2) *Id.* p. 50.

peut, il me semble les qualifier assez exactement : *Eaux alcalino-terro ferrugineuses acidules, sulfureuses accidentelles*. Les résultats analytiques qui vont suivre le prouveront.

— C'est dans le milieu de l'étendue des collines qui bornent, à droite, la vallée de l'Armançon, que sont situées les *sources* que nous allons étudier, et si je dis : les sources, c'est que, réellement, ce n'est point seulement par une seule bouche d'écoulement qu'est alimentée la fontaine aujourd'hui créée, mais par la réunion de plusieurs, disséminées sur un espace d'une longueur de près de 40 mètres. Au-dessus et au-dessous, à gauche de la fontaine, se trouvent, en outre, des « *sourdies* » de même eau, dans le chemin qui gravit le flanc de la colline, puis dans l'ancien lit de l'Armance, et enfin à 600 mètres, à droite, la source de la Maladrerie, située au niveau de la source principale, appartient évidemment à la même nappe souterraine. C'est donc un ensemble aquifère assez conséquent, et si j'ajoute que, dans les espaces intermédiaires ou l'eau ne sourdait pas d'elle-même, la sonde en a partout déterminé la venue, on conçoit qu'il y a là de quoi satisfaire plus tard aux exigences d'un établissement *ad hoc*.

De ce moment (octobre 1871), nous n'avons, il est vrai, qu'un filet d'eau, pour ainsi dire, car le rendement exactement mesuré n'est, à l'heure, que de 88 litres (1), ce qui cependant peut suffire plus qu'amplement aux besoins des buveurs (2) ; mais, si l'on voulait étendre da-

(1) Expérience faite après huit jours de beau temps.

(2) Ce rendement est, du reste, appelé à s'augmenter notablement par l'adjonction projetée des eaux qui sourdent au milieu même du

vantage l'emploi médicinal de ces eaux, que de richesses
aqueuses à utiliser encore qui gisent, latentes, au milieu
des couches argileuses et sableuses de cette partie de la
colline ! — Effectué au-dessus, puis dans le lit même de
la source primitive aujourd'hui couverte, de ce « trou
d'eau caché derrière un buisson » dont j'ai parlé au
premier chapitre de cet opuscule, le sondage a décelé
en effet sur une profondeur de 4 mètres, dont 1^m, 20
pris au-dessus du niveau de l'eau, dans le champ supérieur, l'existence de strates ainsi disposées :

		Épaisseur :
	Sables ferrugineux vert-jaunâtres	0^{m}80
	— argileux verdâtres	0^{m}40
1re Couche aqueuse.	Sables jaunâtres perméables *aquifères*	0^{m}30
	— vert-noirâtres —	0^{m}80
	— jaunes légers *accidentels* — (1)	0^{m}20
	Argiles sableuses jaunes —	
	Argiles grasses verdâtres renfermant de l'oxyde de fer	0^{m}45
	Argiles brunes compactes	0^{m}30
2e Couche aqueuse.	Sables jaunes assez légers *aquifères*.	0^{m}35
	Argiles brunes	0^{m}40
		4^{m}00

Ce sont donc deux couches aqueuses superpo-
sées que comprend cette hauteur de 4 mètres. Combien
d'autres existent encore plus haut ou plus bas? je
l'ignore : mais il est à présumer que, outre celles déjà

chemin de la côte. L'augmentation sera de 1/3 déjà, rien que
pour les sourdies les plus intérieures qui seront prochainement
réunies. Le rendement total sera donc alors de près de 120 litres
à l'heure.

(1) N'ayant rencontré ces sables et ces argiles jaunes que dans
un seul des quatre sondages effectués, on peut, à mon sens, ne les
considérer qu'en qualité *d'accidentels*

notées et qu'accusent les sourdies du chemin de la colline et de l'ancien lit de l'Armance, elles ne doivent point laisser que d'être nombreuses, surtout plus bas, à la surface des argiles à grandes exogyres qui formant, nous le savons, la base de la masse des grès et sables verts, sont cachées par les alluvions de la vallée.

A la première couche seule appartient l'eau qu'il m'a été donné d'étudier, et ce, en la puisant dans le « trou » en question creusé à la partie supérieure sableuse de cette zône, et dans lequel l'eau restait presque stagnante, par cette raison que, exsudant du sable, elle se bornait à obéir aux lois d'équilibre de l'hydrostatique. — Un exemple : prenons un vase plein de sable imbibé d'un liquide quelconque et enfonçons-y le doigt, le liquide remplira bientôt la cavité ainsi faite et y séjournera sans effusion aucune.

Aujourd'hui l'eau vient claire, limpide, à la fontaine des Monts-Boussard ; l'analyse en serait facile. Mais à l'époque de mes recherches, j'eus maintes fois à compter avec les difficultés physiques causées par cette stagnation dont je viens de parler, et qui, aidant à la décomposition de matières organiques, à la formation de dépôts limoneux, faisait du moindre mouvement imprimé à l'eau un motif de trouble parfois persistant. Néanmoins, toutes précautions ayant été prises, j'ose espérer avoir pu parvenir à des résultats de quelque exactitude : heureux serai-je, je veux le répéter, si, un jour, un chimiste analyste plus expérimenté que je ne puis l'être encore, veut bien procéder à leur vérification ! — En attendant, et, acceptant en tous cas ces résultats pour ce qu'ils valent, nous allons juger de nous-mêmes s'ils répondent aux définitions données au début de ce chapitre.

II

Propriétés organoleptiques et physiques. — Puisées dans un vase et examinées aussitôt par transmission de lumière, les eaux des Monts-Boussard sont parfaitement limpides et incolores. Par cela même, elles sont alors sans dépôt, mais au bout de quelques heures d'exposition à l'air libre, ou, plus rapidement, par l'ébullition, il s'y forme des flocons rougeâtres abondants dus au dégagement d'acide carbonique, et qui se rassemblent au fond du vase en même temps que la surface liquide se couvre d'une mince pellicule irisée.

Avant le commencement actuel d'appropriation, le microscope y montrait, après deux ou trois jours seulement de contact atmosphérique, de nombreux infusoires (paramécies, etc.) et des matières diverses qu'on n'y remarque plus aujourd'hui, le principe de cette génération, c'est-à-dire, la décomposition des matières organiques à la faveur de la stagnation, étant elle-même annihilée.

Inodores sont aussi les eaux susnommées, mais leur saveur, plus ou moins prononcée suivant les jours, est légérement styptique et rappelle celle de l'encre : cela surtout à l'intérieur du gosier, et un instant après l'absorption ; souvent aussi, elles sont en même temps quelque peu hépatiques, je veux dire sulfureuses. Mélangées au vin elles en aiguisent le goût, en y produisant une teinte presque noirâtre.

Au toucher, elles semblent douces et onctueuses, propriété qu'explique suffisamment la présence de bases alcalines, peut-être en outre, de conferves. Avec la teinture alcoolique de savon, elles ne forment point de grumeaux, — c'est dire qu'elles sont propres au savonnage, tout au contraire des eaux ordinaires de la région florentinoise, quelque peu séléniteuses communément. — Enfin, leur densité est de 1,00066 à la température de + 23°7.

En masse, et à la source même, les eaux des Monts-Boussard qui, par un temps normal, n'ont point d'apparence particulière, en présentent au contraire de notables par les temps orageux. Je n'ai pu constater le fait *de visu*, mais des personnes dignes de foi m'ont assuré qu'en de telles circonstances, ces eaux se troublaient et noircissaient en même temps que les nuages, sans que la réflexion de la couleur de ces nuages dans l'eau fût pour la moindre chose dans ce phénomène. Il n'y a rien là d'étonnant dans des eaux minérales. « L'électri- « cité, nous disent MM. Privat-Deschanel et Focillon, » doit jouer un grand rôle dans les différentes combi- « naisons des eaux minérales; elles doivent évidemment « s'électriser plus au moins suivant l'état particulier « de l'atmosphère et du globe, en filtrant à travers des « terrains de densité et de nature différentes, et l'on a ob- « servé que celles qui sont chaudes semblent bouillon- « ner au moment des orages; leur température s'élève « quelquefois et les malades sont désagréablement « affectés de ces changements électriques. Personne « n'ignore d'ailleurs le rôle que joue l'électricité dans « les combinaisons chimiques et quelles difficultés cet

« agent peut présenter dans les analyses (1). »

Sans être le même, le fait est analogue, du moins, à celui précité. Pour ma part, du reste, je suis de ceux qui pensent avec le Dr H. Scouttetten que « les eaux « minérales sont des liquides de température variable, « de composition diverse, ayant subi dans leur par- « cours souterrain, une modification allotropique *due* « *à des actions électriques qui leur donnent des pro-* « *priétés excitantes d'une courte durée* (2). » A l'op- posé des eaux de rivières qui ne sont qu'à l'état *statique,* les eaux minérales sont à l'état *dynamique.*

Ce *dynamisme*—qu'on me pardonne ce barbarisme qui m'évite une périphrase, — j'ai voulu voir si les eaux des Monts-Boussard le possédaient, elles aussi, et effective- ment, les expériences faites à ce sujet au moyen d'un gal- vanomètre assez sensible m'ont dénoté, par une déviation de 9°,5 de l'aiguille aimantée, — déviation *constante* pour toute distance réciproque des électrodes, — la présence d'une action électrique; les mêmes eaux puisées depuis quinze jours et exposées pendant tout ce temps à l'air, ne donnaient qu'une simple déviation de 1°.5.

Nous apprécierons en leur lieu les conséquences de cette notable différence d'indications galvanomé- triques. Pour le moment, constatons le fait seulement avant de passer à une seconde qualité intrinsèque

---

(1) Privat - Deschanel et Focillon. — *Dictionnaire général des sciences.*

(2) H. Scouttetten. *De l'électricité considérée comme cause principale de l'action des eaux minérales sur l'organisme.* 1864, p. 281.

des eaux minérales : celle qui résulte de leur température.

— « Ce qui est remarquable, » dit Guersant, — une
autorité en de telles matières comme en bien d'autres,
— « c'est que la calorique qui échauffe les eaux mi-
« nérales s'y trouve toujours dans un état de combi-
« naison tout particulier qui leur imprime, par
« rapport à nos organes, des propriétés très-différentes
« de celles que nous pouvons communiquer à l'eau
« à l'aide de nos moyens artificiels de chauffage (1). »
— S'il est ainsi, cette chaleur *combinée* provient
sans doute de réactions chimiques, et celles-ci restant
identiques dans une même eau, celle-là, dès lors, doit
l'être aussi. — C'est ce qu'expriment en ces termes MM.
Pelouze et Frémy : « On observe une *stabilité* remar-
« quable dans la température des eaux minérales (2). »

Or, puisque les eaux ordinaires dont les réservoirs
sont situés assez profondément pour qu'elles ne puis-
sent être influencées par les variations de la température,
sans l'être, pour cela, par la chaleur centrale, ont *généralement*, à leur émergence, une température moyenne
voisine de celle de l'année, ne pourrons-nous, pour des
eaux minérales *dans de mêmes conditions*, tenant compte du
calorique *seul* de combinaison, présumer *non moins
généralement* d'un excès de quelques degrés sur cette
température moyenne?

Il doit y avoir des exceptions, naturellement ; mais
toujours est-il qu'aux Monts-Boussard le fait existe, autant que j'ai pu l'apprécier dans une série d'observations

(1) *Dictionnaire des sciences.*
(2) *Traité de chimie générale, analytique*, etc. T. 1er, p. 256.

thermométriques effectuées à la fin d'août, mais que, malheureusement, il ne m'a pas été permis de renouveler à d'autres époques et par d'autres temps, comme il aurait été nécessaire. La moyenne de huit observations étant alors de $+16°2$ pour l'atmosphère, fut pour l'eau de $+17°4$: soit donc une différence de $+1°2$ en faveur de l'eau, ce qui vient à l'appui des dires précédents.

Sans reparler des dépôts ocracés dèjà signalés, notons seulement, comme nouveau caractère commun à nombre d'eaux minérales, la luxuriante végétation qui entourait la source primitive avant sa translation là où elle est aujourd'hui, et nous pourrons ensuite aborder l'étude des propriétés chimiques.

III

Propriétés chimiques. — Nous avons vu déjà quelle est sur le vin, qu'elle noircit sensiblement, l'action de l'eau des Monts-Boussard : cette action est encore plus marquée avec une décoction de noix de galle (acide tannique) additionnée de carbonate de soude, car on obtient ainsi une encre véritable; avec le cyanoferrure de potassium et quelques gouttes d'acide azotique ou d'eau de chlore, elle produit en outre un précipité d'une teinte magnifique, mais d'un vilain nom, *politiquement* parlant, — j'ai désigné le bleu de Prusse.

Ce sont là des indices faciles à dévoiler et cependant indubitables d'une qualité ferrugineuse. Pour ceux de qualité sulfureuse, secondaire, du reste, les deux plus probants et dont la détermination est le plus à la portée de tous, sont ceux-ci : 1° une pièce d'argent plongée dans l'eau

s'y trouve, au bout d'un certain temps, couverte de taches
tant soit peu noirâtres ; 2° l'eau combinée avec une dissolution d'acétate de plomb forme un précipité offrant
par transmission de lumière, des teintes identiques à
celles de ces taches.

La présence de l'acide carbonique est décelée par une
addition d'eau de chaux qui y cause un précipité blanc ;
celle de l'acide sulfurique, par un précipité semblable,
avec le chlorure de barium ; de même pour l'acide chlo-
rydrique avec l'azotate d'argent, mais de plus, le précipité obtenu noircit rapidement sous l'influence des
rayons solaires.

Je ne puis citer ici que ces quelques exemples de
réactions indicatrices, car ils sont de ceux dont chacun peut faire l'*essai*, —c'est le terme technique,— bien
que sans nulle notion des procédés de la chimie. Quant
aux déterminations qui exigent toutes les ressources du
laboratoire, je ne les décrirai point, pour ne pas ennuyer
le lecteur de fastidieux détails d'expériences ; c'est ainsi que je passerai sous silence celles de la magnésie, de
la potasse, de la soude, de la silice, de l'acide crénique, etc.

Voici donc, sans explications aucunes, les résultats
acquis. Toutes les quantités indiquées sont pour 1 litre.

Les eaux des Monts-Boussard sont alcalines, car elles
bleuissent le papier réactif rouge de tournesol et ver-
dissent le sirop de violettes ; la somme des principes
fixes, résidus d'évaporation, qui leur donnent cette réaction, (potasse, chaux, magnésie, etc.) et de ceux de toutes
sortes qu'elles recèlent encore (oxyde de fer, silice,
alumine, etc.) est de 0 gr. 206, moyenne de deux déter-

minations. — La proportion d'acide carbonique *total*
est de 0 gr. 123, soit, en volume, 0 litre 062.

Quant aux poids des autres matières plus importantes, — poids recherchés d'après les indications
analytiques de Wœhler, — ils sont ceux-ci :

Sesquioxyde de 1er et de manganèse. . . . . . $0^{gr}0311$
Chaux. . . . . $0^{gr}0620$
Magnésie. . . . . $0^{gr}0080$
Potasse. . . . . $0^{gr}0075$ (?)
Silice. . . . . $0^{gr}0160$

Puis viennent, par ordre de proportions, des acides
crénique, apocrénique, chlorhydrique, sulfurique, sulfhydrique, et, d'autre part, de l'alumine, de la soude, de
l'iode (?), de l'arsenic (?), le tout, au poids total de
0 gr. 0775 ; mais, n'étant point sûr de l'exactitude de
l'analyse *quantitative* de chacun de ces corps, le temps
m'ayant manqué pour l'effectuer convenablement, on
me permettra de ne point avancer à leur sujet plus que
je ne saurais en être garant.

Ce sont là les principes élémentaires de la minéralisa-
tion des eaux des Monts-Boussard. Comment maintenant sont-ils combinés entre eux ? — La question étant
très-abstraite, et ne reposant que sur des considéra-
tions de coefficients de solubilité, et surtout d'affinités
mutuelles fort douteuses encore, nous ne l'approfon-
dirons pas.

Tout bien considéré, bornons-nous seulement à
accepter que les associations chimiques *les plus proba-
bles* dans les eaux des Monts-Boussard *peuvent* être,

d'après les indications empiriques de Kirwan (1), celles dont suit la nomenclature :

Bicarbonates de	soude (?). chaux. magnésie.	Chlorures de..	sodium. magnésium.
Bicarbonates et crénates de..	fer. manganèse.	Silicates de...	potasse. chaux. alumine.
Sulfates de....	soude. chaux. magnésie.	Acide sulfhydrique accidentel. Matières organiques.	

Quant aux arséniates, iodures, et autres sels enfin qui souvent accompagnent, quoique en quantités infinitésimales, les eaux médicamenteuses, leur présence ne me semblant encore que toute problématique, malgré l'emploi des méthodes d'analyse les plus délicates, nous n'y croirons que sous bénéfice d'inventaire ultérieur.

— Nous savons déjà que, exposées à l'air, les eaux des Monts-Boussard se recouvrent d'une mince pellicule irisée, tandis que se forme un dépôt abondant de rougeâtres flocons, dépôt occasionné aussi par l'ébullition. Pellicule et dépôt sont du carbonate et crénate de fer et de chaux, mais les dépôts naturels, je veux dire le limon rouge du fond et des bords de la source même, sont d'une composition beaucoup plus complexe. Effet du dégagement d'acide carbonique, par suite de la diminution de pression que ce gaz éprouve dès qu'arrive à l'air libre le liquide qui le tient en dissolution, ce limon renferme, en les condensant, tous les principes qui, n'étant solubles qu'à la faveur d'un excès de cet acide,

(1) KIRWAN. *Essais d'analyse des Eaux minérales.*

perdent avec celui-ci cette propriété (1). Il est donc inutile
de faire part de leur analyse ; mais je ne veux point
terminer ce chapitre sans faire connaître que les plantes
qui croissent dans le sol, imprégné d'eau, environnant les
sources, contiennent, elles aussi, outre les sels qui y
existent normalement, une quantité plus qu'ordinaire
d'éléments ferrugineux. Il n'y a donc pas à s'étonner de
la vigueur de leur végétation, et nous ne devons pas, à
mon humble avis, hésiter davantage à attribuer à cette
cause, outre celle d'une exposition des plus favora-
bles, l'excellence de ces fruits « exquis et renommés »
que les gourmets Florentinois appellent... les pêches
jaunes des Monts-Boussard ! Qu'y a-t-il, après tout, de
trop spécieux, dans une semblable assertion ?

(1) Les fouilles nécessitées par les travaux d'appropriation ont
mis aussi à découvert, aux alentours de la source primitive, des
argiles noirâtres fétides, renfermant des principes sulfurés.

CHAPITRE IV

ACTION THÉRAPEUTIQUE DES EAUX MINÉRALES. — DIF-
FICULTÉS DE PRÉCISER CETTE ACTION SINON PAR L'EX-
PÉRIENCE. — SIMPLES INDUCTIONS DE CONNEXITÉS,
RELATIVES A L'EMPLOI PARTICULIER DES EAUX DES
MONTS-BOUSSARD — DE LA CONSERVATION DE CES
DERNIÈRES.

I

Point n'est besoin d'insister sur l'efficacité des eaux
minérales : celles-ci, connues dès longtemps, chez les
peuples de la plus haute antiquité, furent un des premiers
soulagements que la nature offrit, par hasard, le plus
souvent, aux maladies incessantes de notre misérable
humanité.

Cependant, au contraire de ce qu'on serait en droit
d'espérer d'une aussi longue pratique, leur mode d'action est loin d'être approfondi : « C'est la bouteille à encre
de la thérapeutique, » me disait dernièrement l'éminent
académicien à qui je dédie ce modeste travail. *A for-
tiori*, n'est-il donc point de mon inexpérience de donner
la solution d'un tel problème.

Aussi bien, la question est du domaine de la médecine,
et je ne suis qu'un profane en l'art de guérir ; si j'ose
mettre un pied timide au seuil du temple d'Esculape,
ce ne peut être donc qu'en chimiste : aussi, est-ce à
ce rôle que je me bornerai dans l'examen qui va
suivre.

4

— Le mode d'action des eaux minérales est un mystère : en voici la raison.

Le caractère le plus important dans l'application médicale d'une eau efficace est, sans contredit, la composition chimique. Mais cette composition, bien qu'on en connaisse les éléments, ne laisse pas que d'être, ainsi que nous le savons, plus que douteuse eu égard aux combinaisons mutuelles de ceux-ci ; et de plus, il est avéré qu'elle n'est point constante : « Toutes les variations « atmosphériques, quelles qu'en soient les causes, ap- « portent des changements continuels incontestables « dans les eaux d'une même source, à des époques même « très-rapprochées, comme l'ont observé tous les chi- « mistes qui ont voulu les analyser.... Mille circons- « tances, que l'on ne peut apprécier, augmentent ou « diminuent la quantité de sels qu'elles contiennent en « dissolution, des gaz qui les saturent : des éléments « différents peuvent s'y introduire accidentellement à « chaque instant, tandis que ceux qu'on y rencontrait « auparavant, et dont on connaissait les propriétés mé- « dicatrices, en disparaissent comme par enchante- « ment (1). »

Comment s'étonner, après cela, des diversités de résultats analytiques dont fourmillent tous les traités sur les eaux minérales (2)? Qu'on étudie une même eau à plusieurs reprises : du jour au lendemain, que dis-je ? d'une heure à la suivante, elle n'est plus identique, et

(1) Docteur LAVILLE DE LAPLAIGNE. *Mémoire sur les eaux mi- nérales artificielles.*

(2) Un livre nouveau, le « *Guide aux eaux de Bourbon-l'Ar- chambault,* » par le docteur G. PERIER, en fournit, pages 91 et suivantes, un remarquable exemple.

cela, non seulement au point de vue chimique, mais relativement aux états de température et d'électricité !
— Et ce n'est point tout encore : d'après le docteur Alibert, « si l'on jette un coup d'œil d'ensemble sur les « ouvrages qui ont trait à l'action thérapeutique des « eaux minérales, on est frappé de ce fait étrange que « les sources sanitaires *les plus variées* guérissent des « maladies *d'espèces semblables* » (1).

Qu'on ajoute à cela que l'action thermo-électrique au sein de ces eaux est, quoique indubitable, non moins indéterminée que tout ce qui précède, et il sera évident qu'au milieu d'une telle confusion, la science médicale doit rester forcément impuissante : ainsi en sera-t-il également vis-à-vis de nos sources des Monts-Boussard, dont les eaux de *saveur variable*, — nous l'avons relaté, — doivent varier aussi dans leur composition. — Une nouvelle analyse viendra le démontrer.

En désespoir de découvrir, par la seule théorie, le principe caché, le *« quid divinum »* mystérieux d'une efficacité reconnue, quelle chose donc pourra nous guider au milieu de ce dédale sans issue ? — Une seule nous apparaît : l'expérience, l'expérience *in animâ vili*, base de la physiologie moderne, de cette science rejetée encore des esprits routiniers, et dont M. C. Bernard est, en France, le grand prêtre, et M. P. Bert, — un Auxerrois, — l'un des plus savants initiateurs.

A l'appui, nous citerons l'opinion de Guersant. « Les « observations pratiques, affirme-t-il quelque part, sont

(1) Docteur C. ALIBERT. *Des eaux minérales dans leurs rapports avec l'économie publique, la médecine et la législation*, p. 22.

« bien plus certaines pour apprécier les propriétés des
« eaux minérales que toutes les indications qu'on peut
« tirer de leur composition chimique. » C'est ainsi, je
veux dire, par le moyen de ces observations, qu'ont été
rendues notoires les propriétés thérapeutiques des différentes eaux sanitaires les plus connues; c'est ainsi qu'il
en sera dans l'avenir des eaux des Monts-Boussard.

« Dans l'avenir, » ai-je dit, car si nous avons déjà, il
est vrai, certaines améliorations de santé, certaines guérisons même constatées, — et je voudrais en citer les
exemples s'il m'était donné de le faire sans risquer
d'encourir peut-être le blâme de personnes dont je ne
suis pas autorisé, — si nous avons ces premiers résultats,
leur nombre malheureusement n'est point suffisant. Ce
n'est point seulement, en effet, sur une dizaine ou quinzaine d'observations, qu'on peut appuyer les bases de
l'emploi médical d'une eau minérale : il faut des années
pour confirmer une semblable médication.

A défaut de ces données, nous pouvons cependant encore user d'une méthode comparative, et, ce faisant,
nous reconnaîtrons que les eaux des Monts-Boussard
ont quelques analogies avec celles de Forges, de Sermaize, et celles, ferrugineuses, de Bourbon l'Archambault (source de Jonas, en particulier). Elles s'en rap-
prochent, soit par la thermalité et la densité, soit par les
éléments de composition et le poids total de ces éléments.
Aussi, bien que toutefois il ne nous faille pas douter, de
la part de nos eaux, d'une infériorité relative d'activité,
essayons d'user de cette connexité, et d'en tirer, au profit du sujet qui nous occupe, d'utiles déductions :

II

De même que les eaux auxquelles nous les assimilons, celles des Monts-Boussard contiennent, — avons-nous vu, — des carbonates et bicarbonates mangano-ferrugineux et alcalins, alcalino-terreux et terreux, des sulfates, chlorures, silicates, et peut-être, des iodures et arséniates. Quelle est donc l'action de chacun de ces sels sur l'économie animale? — Compulsons les « *Études sur l'eau minérale de Sermaize* » de M. Damourette, nous y trouverons la substance d'une réponse (1).

1° « Les bicarbonates alcalins, lisons-nous, excitent la « sécrétion des sucs gastro-intestinaux et de l'urine : ils « excitent l'appétit, facilitent les digestions, favorisent « l'absorption et la nutrition, tendent à diminuer la sé-« crétion du sucre (diabète). »

2° « Le fer est un excitant digestif ; il favorise la « sécrétion et l'excrétion de l'urine et de la bile, l'ab-« sorption et la nutrition ; il a une action tonique géné-« rale et une action astringente sur les organes qu'il tra-« verse. »

3° « Le manganèse est un adjuvant du fer. »

4° « Les sulfates alcalins provoquent des évacuations « surtout séreuses ; ils ont pour effet de combattre, sinon « de neutraliser l'action constipante de la médication « tonique. Ils sont fortement révulsifs, car ils sont éli-

(1) *Etudes sur l'eau bicarbonatée calcaire, ferrugineuse, et sulfatée magnésique de Sermaize (Marne)*, par F. B. E. Damourette. *Passim.*

« minés par les reins et deviennent des agents diuréti-
« ques d'une grande puissance. »

5° « Les chlorures de calcium et de magnésium sont
« purgatifs : ils agissent dans le sens des bicarbonates
« alcalins et des iodures », qui, eux, sont résolutifs et
excercent une influence stimulante sur les glandes, les
muqueuses, etc.

6° « Les silicates d'alumine et de chaux ont une
« action tonique sur les voies digestives ; ils sont élimi-
« nés par les reins et sont diurétiques. »

7° « Les sels de potasse sont aussi éliminés par les
« reins et diurétiques ; leur action est la même que celle
« des bicarbonates ou des sulfates alcalins, suivant
« l'acide. »

En résumé : « l'eau de Sermaize est tonique, reconsti-
tuante et stimulante, diurétique, purgative. » Ainsi des
eaux des Monts-Boussard qui sont, selon la terminologie
médicale italienne, *sthéniques,* c'est-à-dire, fortifiantes.

A ces propriétés, n'oublions point non plus d'ad-
joindre celles que peuvent leur donner, contre les inflam-
mations plus au moins catarrhales des muqueuses, les
principes sulfureux qu'elles contiennent encore, si minime qu'en soit la proportion. « L'action de ces sub-
« stances, — des principes sulfureux, — lisons-nous en
« effet dans le *Dictionnaire de médecine usuelle* du doc-
« teur Beaude, est tellement marquée, qu'il n'est pas
« nécessaire pour qu'une eau soit rangée dans cette
« classe, — celle des eaux sulfureuses, — que le prin-
« cipe sulfureux soit en excès sur les autres substances
« qu'elle contient; mais il suffit qu'il existe dans une
« certaine proportion ; cette proportion n'a pas même

« besoin 'd'être très marquée, tant l'action des com-
« posés sulfureux a de puissance. »

Quant aux iodures et arséniates, leur présence n'é-
tant point encore suffisamment démontrée, il est inutile
de rien ajouter à ce qui a été dit des premiers à propos
de l'action des chlorures, ni de rien préjuger par rapport aux seconds dont, au reste, la proportion insigni-
fiante, bien loin d'être inoffensive, ne pourrait qu'être
salutaire (1).

Ne négligeons point de remarquer que, grâce à la
présence des bicarbonates alcalins, stimulants des fonc-
tions digestives, les eaux à la fois alcalines et ferrugineuses sont d'une assimilation facile, d'autant que les
carbonates et crénates de fer, ingérés avec ces eaux,
forment dans le suc gastrique des précipités fort
solubles ; ce sont encore des qualités que possèdent
les eaux dont nous traitons.

Et maintenant, de quelle utilité thérapeutique seront-
elles, ces eaux? autrement dit, quelles maladies sont-
elles appelées à soulager? Puis, de quelle manière
les emploierions-nous?

A la première de ces demandes, je répondrai en
quelques mots seulement pour me borner à mon rôle,
et même, pour plus de sûreté, je laisserai le faire à ma
place, un homme compétent, auteur d'une très-belle
étude sur certaines des eaux qui nous ont servi tout-à-
l'heure à établir notre comparaison, celles, ferrugineuses, en un mot, de Bourbon-l'Archambault. —
« Nous ne voulons pas,—dit-il à propos de la source que

(1) Voir à ce sujet le *Traité de chimie* de MM. PELOUZE et
FREMY, t. Ier, p. 270.

« nous avons relatée comme type de nos eaux, nous ne
« voulons pas nous arrêter à énumérer toutes les
« applications médicales de l'eau de Jonas. Ce sont
« toutes celles qui appartiennent aux eaux ferrugi-
« neuses : anémie, aglobulie, anervie, chlorose, et
« tout le long cortége des affections atoniques et chro-
« niques du système nerveux, de l'appareil digestif et
« des muqueuses qui marchent à la suite de cet état
« général. » — c'est-à-dire : dyspepsies, gastralgies,
névralgies, flux chroniques, accidents congestifs, etc, etc.

En dire davantage est affaire du médecin, comme
aussi d'indiquer le mode d'emploi particulier à chaque
maladie. En général, — je veux parler des indispo-
sitions ordinaires, — nous ne pouvons, pour ce qui
ressort de cet emploi, qu'admettre ce qui suit : Il faut
aller à la *source même*, à pied, le matin et à jeun, boire
des eaux des Monts-Boussard, et ce, à la dose d'un verre
ou deux au début, puis davantage, au fur et à mesure que
s'avancera le traitement qui devra durer une vingtaine
de jours consécutifs. Quoi qu'on en ait dit et fait
déjà, il doit nous sembler inutile, eu égard à la
proportion des principes médicamenteux, de dépasser
la dose d'un à deux litres par jour, au maximum : mais
il faudra prendre soin de se donner, entre chaque
absorption d'un verre, quinze à vingt minutes de mouvement.

Disposé, et par la marche effectuée avant et pendant
l'ingestion de l'eau, ce qui d'abord agitera tout le
sang (1), et par l'état de diète favorable à la digestion

_____

(1) La distance qui sépare les sources de la ville, les buts char-

des éléments organiques, excité par l'air frais du matin, le corps s'assimilera promptement l'agent liquide qui, pris à la source et, conséquemment, en pleine activité chimique et thermo-électrique, jouit alors de toute sa tonicité.

Ainsi bues, les premiers effets des eaux des Monts-Boussard sont tout diurétiques et laxatifs. Puis après quelques jours d'usage, l'appétit est stimulé, la sécrétion de la bile augmentée, la digestion régularisée, le sommeil retrouvé ; quant aux effets plus intimes encore et qui, par cela exigent plus de temps pour apparaître, leur connaissance est question d'avenir, nous l'avons dit déjà.

III

Avec le vin, pendant les repas, les eaux en question renouvelleront encore l'action précitée, mais cependant d'une manière bien moindre, devons-nous croire. A l'appui, nous savons en effet que, laissées quelque temps au contact atmosphérique, elles déposent certains des sels qu'elles ont dissous, tandis que faiblit sensiblement leur action électrique : ce ne sont, du reste, que les phénomènes communs à toutes les eaux médicatrices, quelles qu'elles soient. — « Elles ne sont bonnes que vivantes, » a dit, à leur sujet, Bordeu, un grand médecin ; les emportons-nous, loin du lit où, tranquilles, elles répandent leurs ondes bienfaisantes,

mants de promenades que présentent les Monts-Boussard ajoutent donc encore de nouveaux avantages à ceux considérés jusqu'ici.

bientôt *elles meurent,* — pour continuer la métaphore de l'illustre savant, — et adieu, avec elles, le « *quid divinum* » et les vertus sanitaires ! « Depuis l'instant « où les eaux minérales naturelles sont puisées, pendant « le temps qui s'écoule jusqu'à celui où on les boit, « *leurs gaz s'échappent, les sels qui y étaient tenus en* « *dissolution,* semblent abondonnés de leurs affinités « *mutuelles;* et une fois les sages combinaisons de la « nature détruites, les principes médicamenteux dis- « paraissent, et au lieu d'un médicament précieux, il « ne reste au fond du vase qu'un amas insignifiant de « terre et de sels (1). »

« *Les gaz s'échappent.* » Nous en connaissons déjà les motifs : ce sont l'abaissement de pression atmos- phérique à la surface du liquide, lors même de son émergence du sol, puis l'élévation de température, comme nous en avons vu un exemple par l'ébullition. En cas de transport, nous devrons noter en outre l'agi- tation qu'il occasionne.

« *Les sels tenus en dissolution semblent abandonnés de* « *leurs affinités mutuelles.* » C'est là précisément ce que dénote — si l'on se rappelle la définition des eaux mi- nérales donnée par M. Scouttetten, — la diminution rapide d'électricité que nous avons constatée et que dé- termine la cessation du jeu des combinaisons chimiques provoquées par les matières élémentaires. — Indépen- damment de son action intrinsèque, l'action électrique est donc, je tiens à le répéter à ce propos, un caractère inhérent, essentiel, de l'activité des eaux médicamen-

(1) Docteur LAVILLE DE LAPLAIGNE. *Mémoire sur les eaux miné- rales artificielles.*

teuses, et il serait nécessaire de pouvoir la conserver dans son intégrité et pour elle-même et pour preuve de stabilité d'action thérapeutique au sein du liquide : chose malheureusement impossible.

A ces causes premières d'altération, nous devons joindre encore et l'évaporation qui, elle aussi, emporte avec les vapeurs qu'elle dégage les gaz en dissolution, et la présence de matières organiques qui, absorbant dans leur décomposition l'oxygène de l'air dissous aussi, rendent l'eau fade, mauvaise à boire (1), dangereuse même, selon M. Poggiale (2) ; c'est enfin l'action de la lumière sur ces mêmes matières dont elle aide la vivification (3) ; c'est celle de l'air sur les principes sulfureux qu'il décompose au contact de ses éléments (4).

Il est, on le comprend, de toute nécessité, pour la facilité des traitements à demeure, de rechercher pour nos eaux un moyen quelconque de les préserver de ces influences destructives. Or, pour les personnes voisines de la source et qui peuvent *chaque jour* ou tous les deux jours, *au plus*, venir puiser leur provision, le procédé est tout indiqué par l'exposition qui précéde : il ne s'agit que de se munir d'un flacon fermant hermé-

---

(1) Voir les *Leçons de chimie* de M. GIRARDIN, t. Ier, p. 95.

(2) « On peut affirmer que des quantités inappréciables de sub- « stances organiques putréfiées et de produits gazeux provenant de « leur décomposition rendent les eaux dangereuses. » POGGIALE. *Rapport* à l'Académie de médecine *sur les eaux potables*. 1862.

(3) GIRARDIN, t. Ier, p. 95. ncte.

(4) PELOUZE et FREMY. *Traité de chimie*, t. Ier, p. 274.

Avant l'appropriation actuelle, nous aurions dû tenir compte en outre de la présence des infusoires, dont j'ai parlé au chapitre précédent. Aujourd'hui il n'y a plus à s'en préoccuper.

tiquement, et, pour éviter le dégagement gazeux dû à l'agitation du transport, de ne laisser, en le remplissant, que le moins possible de vide entre le liquide et le bouchon. Une fois transporté et mis — le vase étant couché, — dans un endroit frais et obscur, l'eau se gardera intacte pendant deux jours *au minimum*. J'en ai fait l'expérience.

Mais ce n'est là qu'un procédé *courant*, et insuffisant pour une conservation de quelque durée ou un lointain transport. Pour obéir à l'esprit de l'épigraphe de ce livre, de cette devise qui m'a inspiré la patience de suivre jusqu'au bout des recherches fort intéressantes, il est vrai, mais souvent aussi fort délicates et difficiles, j'ai dû me préoccuper de la solution de ce nouveau problème, et, après maints essais qu'il serait oiseux de rapporter, celle qui m'a paru le plus répondre à la fois aux exigence théoriques et pratiques est : *donner aux eaux une surabondance d'acide carbonique*. Ainsi se trouve compensée, par la pression elle-même du gaz sur le liquide renfermé dans un vase, la variation inférieure de pression — cause primordiale d'altération, — que ce liquide a subie au sortir du sol, et, par conséquence, le dégagement du gaz dissolvant, la formation d'un dépôt, etc. en même temps qu'est accrue l'action médicatrice sur les voies digestives, et que plus agréable devient la saveur. C'est, du reste, à une semblable richesse, — mais naturelle, — en acide carbonique, que les eaux de Vals, par exemple, doivent, en grande partie, leur stabilité reconnue.

Nous ne verrons point quels furent les moyens, les appareils employés dans les expériences auxquelles je me livrai à ce sujet : ce sont détails de laboratoire que je veux épargner au lecteur. Nous admettrons seulement, qu'après 10 heures continues de passage du courant gazeux dans l'eau minérale naturelle mise en expérience, et ce, par une température moyenne de $+$ 22°, et sous une minime pression, cette eau que le calcul démontre avoir dissous alors les 9/10 à peu près de l'acide qu'elle peut dissoudre à $+$ 15°, c'est-à-dire son propre volume, peut rester sans altération, étant contenue dans un vase hermétiquement bouché et mis, couché horizontalement et à l'abri de la lumière, dans un lieu sec et tempéré.

Comme fait inversement corroborant, nous admettrons aussi que, soumise au même traitement, l'eau dans laquelle l'ébullition a déterminé un dépôt, redevient bientôt sensiblement limpide.

Quoique dépourvue de la simplicité du procédé allemand, — toujours les Allemands, hélas ! — qui consiste à fixer un clou ou un fil de fer à la partie inférieure du bouchon de la bouteille pleine d'eau sanitaire, la conservation des eaux des Monts-Boussard par surabondance d'acide carbonique est loin d'être une impossibilité au point de vue de l'application pratique : elle n'est que purement similaire de la fabrication de l'eau de Seltz. — Le procédé allemand, du reste, ne conserve pas, mais régénère, sans avoir les avantages, spécifiés plus haut, de celui que nous venons d'examiner.

Et maintenant, je m'arrête dans cet exposé, long déjà, mais non, cela, sans espérer reprendre et continuer, en les améliorant, les recherches trop souvent défectueuses encore sur lesquelles il repose. Aussi, serai-je heureux qu'on voulût bien me signaler tous défauts de ce travail, et me faire part de tous renseignements qui pussent m'éclairer dans une voie plus parfaite.

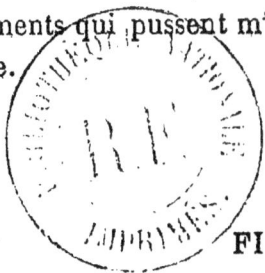

FIN

TABLE

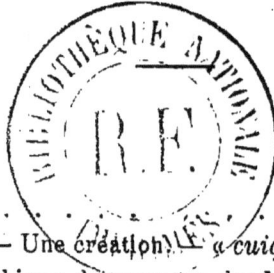

CHATILLON-SUR-SEINE. — IMPRIMERIE E. CORNILLAC

www.ingramcontent.com/pod-product-compliance
Lightning Source LLC
Chambersburg PA
CBHW050516210326
41520CB00012B/2325